Männer eitel – Frauen hysterisch

AF189758

Männer eitel – Frauen hysterisch

Judy Mandelbaum / D. John Gregg

# Männer sind eitel, Frauen sind hysterisch

# – neun Tipps, es besser zu machen.

3. Auflage 2020
ISBN: 9783748139737


Coverdesign und Layout:
Leni Waltesdorf
Übersetzung aus dem Englischen:
Jo Wittgenhausen

Manufactured and published by BoD-
Books on Demand, Norderstedt, Ger-
many.

Die Deutsche Nationalbibliothek ver-
zeichnet diese Publikation in der
Deutschen Nationalbibliografie; detail-
lierte bibliografische Daten sind im
Internet über www.dnb.de abrufbar.

## Guten Tag!

Jeder Mensch wünscht sich gute Beziehungen zu seinen Mitmenschen. Wir wissen ziemlich genau, wie unser Partner, unsere Partnerin sein sollte: verständnisvoll, aufmerksam, rücksichtsvoll, einfühlsam, beziehungsfähig, humorvoll, finanziell möglichst unabhängig voll im Leben stehend. Ob wir selbst diese Eigenschaften mitbringen, ist ebenso eine offene Frage, wie denn konkret die Beziehung aussehen soll, wenn der mehr oder weniger ideale Partner gefunden ist. Dann flüchten wir uns gerne in märchenhafte Vorstellungen oder geben die Verantwortung ab: der *andere* ist verantwortlich für die Partner-

schaft, der *andere* ist „schuld",
wenn es nicht funktioniert.

Derzeit gibt es immer weniger
Menschen, die aus einer Familie
kommen, in denen eine Partnerschaft vorgelebt wurde, die man
am liebsten gleich selbst kopiert.
Und in der Schule sieht es auch
nicht besser aus: Partnerschaft,
langfristige Liebesbeziehungen, ob
Ehe oder Lebensgemeinschaft,
spielen im Lehrplan keine Rolle.
Das Thema gilt als „privat" oder
nicht lehrbar, man müsse im Leben
seine Erfahrungen machen, da
gäbe es nichts zu erlernen.

Grundfalsch und irgendwie doch
richtig. Man muss zwar ein Leben
lang an diesem Thema arbeiten,
aber man kann durchaus lernen,
sich verbessern, seine Beziehung
verbessern. Gerade diejenigen, die

sich dem Lernen gegenüber eine offene, positive Haltung bewahren konnten, sind hier im Vorteil. Für die anderen (also die übrigen 90 Prozent) gibt es jedoch eine gute Nachricht: Lernen an oder für die Partnerschaft hat mit der Schule nichts, aber auch gar nichts zu tun: hier gibt es keine Noten, kein Nachsitzen, kein Sitzenbleiben, auch kein jahrelanges sich Herumquälen, sondern das Lernen, um das es hier geht, kann sehr schnell erworben werden. Wir versprechen: es wird auch kein trockenes Stoffkauen, sondern alles, was wir hier vorschlagen, kann sogleich ausprobiert werden. Kurzum: allein neun Hinweise genügen, um wirklich gute Beziehungen zu bekommen, bzw. eine schlechte Beziehung nachhaltig zu verbessern.

Dieser Ratgeber bringt Beispiele aus dem eigenen Leben unserer Klienten, er berücksichtigt die neuesten Erkenntnisse der Paar-forschung, die aus den USA kommt und auch heute hauptsächlich in den USA betrieben wird, obgleich es zweifelsohne auch in Russland, China oder Indien zahllose Paare gibt. Unser Ratgeber gibt vor allem konkrete Handlungsan-weisungen, echte Tipps, wie man sein Verhalten ändern und op-timieren kann. Denn im Kern ist es so einfach: Männer sind eitel, Frauen hysterisch. Hat man das verstanden und akzeptiert, kann, nein, muss man sein Handeln daran ausrichten.

Das zeigen vor allem grundsätzli-che Meta-Regeln. Meta-Regeln sind Regeln, die Sie leicht auf andere Gebiete übertragen können, weil das gesamte Leben synchron aufgebaut ist. Was Sie also hier über Beziehungen lernen, können Sie auch auf die Finanzwelt, die Haushaltsorganisation, Ihren Beruf oder noch auf ganz andere Gebiete übertragen und davon profitieren.

Ein durchschnittlicher Ratgeber hat gedruckt 300 Seiten, ein E-Book bringt es immerhin noch auf 140 Seiten. Sie werden lernen, dass sie getrost 95 Prozent komplett streichen können: die meisten Autoren machen viel „BlaBla", um auf den Umfang eines Buches zu kommen. Dabei verliert man sich schnell in Belanglosigkeiten, Wiederholungen, Allgemeinplätzen. Merken können sich die vielen Seiten nicht einmal die Autoren selbst. Sie aber müssen und Sie werden nach diesem Buch in der Lage sein, mindestens sieben der neun Punkte dieses Buchs zumindest von den Überschriften her aufzusagen. Wichtig: lesen sie aktiv, mehrmals. Sie können, Dank der Kürze, diese neun Regeln auch schnell auf einer Zugreise oder im Urlaub wiederholen – es muss Ihnen in Fleisch und Blut übergehen, sonst bringt es nichts.

Dieses Buch ist im Team geschrieben worden, von einer Frau und einem Mann. Beide führen seit Jahren glückliche Paar-Beziehungen. Viele dieser Regeln waren den beiden Autoren längst vor der Arbeit an diesem Ratgeber vertraut. Dennoch haben sie darauf geachtet, nicht die eigene Beziehung als role model anzubieten, sondern etwas, was man übertragen kann: Ziel und Anspruch war und ist es, Tipps und Hilfestellungen für jede Art von Beziehung zu geben – perfekt wären wir, wenn selbst Ihre Beziehung zu Katze und Hund von diesem Buch profitieren könnte! Sie sehen, ohne Augenzwinkern geht es nicht, und das große, letzte Hauptgebot lautet natürlich: Humor! Wir hoffen, auch bei einem bitterernsten (manchmal auch bierernsten) Thema wie Partnerschaftsbeziehung, was uns alle schon Tränen und Verzweiflung gekostet hat, den Humor nicht völlig vergessen zu haben. Es sollte immer ein freundlicher Humor sein, der die eigene Unzulänglichkeit miteinbezieht und niemanden verspottet oder bloßstellt.

Wenn Sie die Regeln durchgearbeitet haben, werden Sie erleichtert feststellen: es ist richtig und gut, dass Männer auch eitel sind, und Frauen hysterisch. Dass Eitelkeit und Hysterie etwas Schlechtes, Krankhaftes oder Wegzutrainierendes sei, ist nicht unsere Absicht. Etwas Show und etwas Theater sollte in jeder Beziehung sein! Es kommt uns darauf an, erstens das richtige Maß im Umgang mit Eitelkeit und Hysterie zu finden, und zweitens durch die Erkenntnis, dass es eben so ist, schon den entscheidenden Schritt zu einer tieferen Akzeptanz von sich selbst und unserem Partner zu gelangen. So klingt es doch schon viel besser: Männer dürfen eitel, Frauen hysterisch sein.

Schaut man sich in Buchhandlungen um, findet man zahllose Titel wie: „Zehn Regeln für Demokratie-Retter", „Die zehn Regeln der Gelassenheit", „Zehn universelle Regeln, die dein Leben verändern", „Die 10 besten Karriere-tipps" oder „Die 10 unumstößlichen Survival-Regeln". Jetzt fragen Sie sich vielleicht: warum sind es denn hier gerade neun Tipps, und nicht zehn oder zwölf? Schließlich hatte auch Jesus zwölf Jünger, ist das kein Argument? Wir haben zusammengetragen, was wir für wirklich wichtig hielten: Judy hatte drei Themen mitgebracht, John vier. Zusammen haben wir zwei weitere Themen erarbeitet – damit war alles abgedeckt, was wir für wirklich wichtig hielten. Sicher hätten wir künstlich endlos weitere

Kapitel produzieren können: „Bedeutung der Achtsamkeit", „Lasse los", „Akzeptanz auf Augenhöhe" und viele weitere nichtssagende Lückenfüller, nur um auf eine gerade Buchzahl wie zehn zu kommen.

Jedoch: Ihre Zeit ist kostbar.

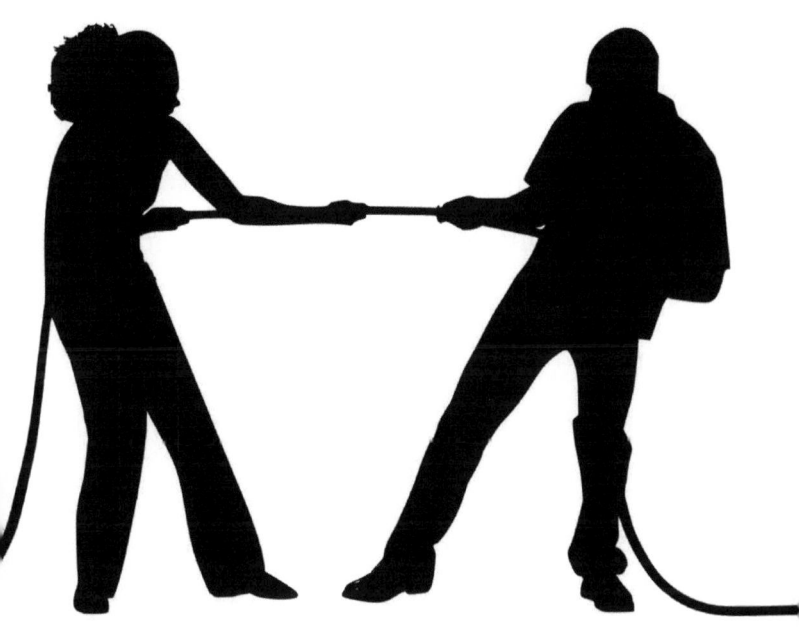

# 1. Shit happens

Wer einkauft, probiert gerne mal etwas Neues. Da wir öfters einkaufen, probieren wir öfters etwas Neues – dieses Muster kennen wir gut. Solche Einkaufstest sind äußerst nützlich: man lernt neue Produkte kennen, bringt etwas Spannung in den grauen Alltag, freut sich einfach an der eigenen Macht und Souveränität: ICH entscheide, ob DU gut genug für mich bist. Das Muster ist uns also bestens vertraut.

So ist das Testen zu einer Methode der Partnerschaftsfindung geworden, was im Shit-Test seinen traurigen Höhepunkt gefunden hat. Dabei ist es noch nicht einmal echtes unvoreingenommenes Testen, sondern der Shit-Test ist ein inszenierter Test: „Der Shit-Test ist eine Methode von Frauen, um bei einem Mann herauszufinden, ob er ein Alphamann, ein Arschloch oder ein Weichei ist". Das aber, wie wir gleich sehen, ist Bullshit. Genauso wenden Männer diesen Shit-Test an, nicht alle natürlich, aber die vorsichtigen, die unsicheren.

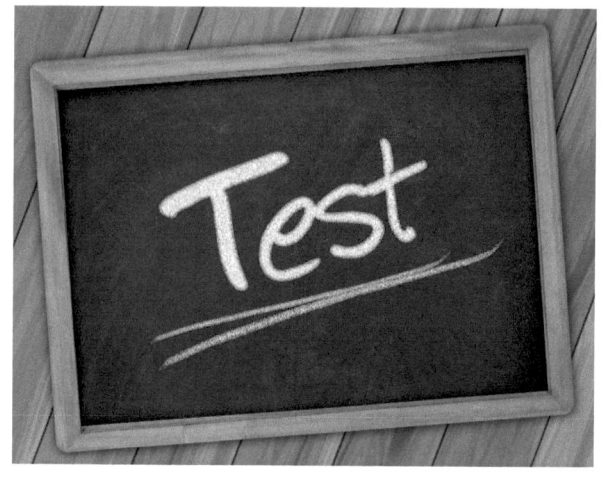

Madeleine M. hat 37 Jahre hinter sich – und auch schon zwei Ehen. Jetzt hat sie bei einem Urlaub auf den Seychellen Tom H. aus den USA kennen gelernt, der so anders ist als *ihre Beziehungen zuvor: einfühlsam, humorvoll, stets gut gelaunt und vor allem – großzügig. Dass vieles davon mit einem guten Schuss Eitelkeit versehen ist, sieht sie weniger. Natürlich wird auch schon wieder über Zusammenziehen und Heiraten gesprochen. Madeleine M. ist aber vorsichtiger geworden und möchte ihren Partner jetzt ganz bewusst „testen". Vor allem ist ihr wichtig, dass Tom mit ihren zukünftigen Kindern ebenso einfühlsam, humor-voll und gut gelaunt umgeht wie mit ihr. Daher behauptet sie in einer hysterischen Szene (das kann sie*

19

*gut), sie hätte genau gesehen, wie die beiden Kinder in der Wohnung über ihr Toms schicken Tesla 3 mit Lehm beschmiert hätten. Natürlich kann sich jeder denken, wie dieser Shit-Test ausgegangen ist.*

Merke: der Shit-Test ist ein Beziehungskiller Nummer eins. Wer möchte schon gerne getestet werden? Entweder Tom besteht den Test, dann wird er in einer guten Beziehung einmal feststellen, dass er getestet wurde und enttäuscht sein. Oder Tom fällt durch den Test und ist damit gleich als Beziehungspartner in Frage gestellt – doch das sagt nichts aus, denn: jemand kann durchaus einen Shit-Test versemmeln und dennoch ein exzellenter Partner sein. Oder er hat instinktiv gespürt, dass dies ein vorgetäuschter Test ist und sich nicht die rechte Mühe gegeben, oder der Shit-Test war shit, oder, oder, oder. Fakt ist, dass nach einem Shit-Test mehr Fragen offen bleiben als zuvor.

Lösung, oder wie man es besser macht: Wer einige Monate mit seinem Partner, mit seiner Partnerin zusammen lebt, braucht vielleicht ebenfalls einen Urlaub auf den Seychellen, aber ganz gewiss keinen Shit-Test. Partnerschaft ist keine Schule mit Tests und Zeugnissen – sondern es geht es um Authentizität und Vertrauen.

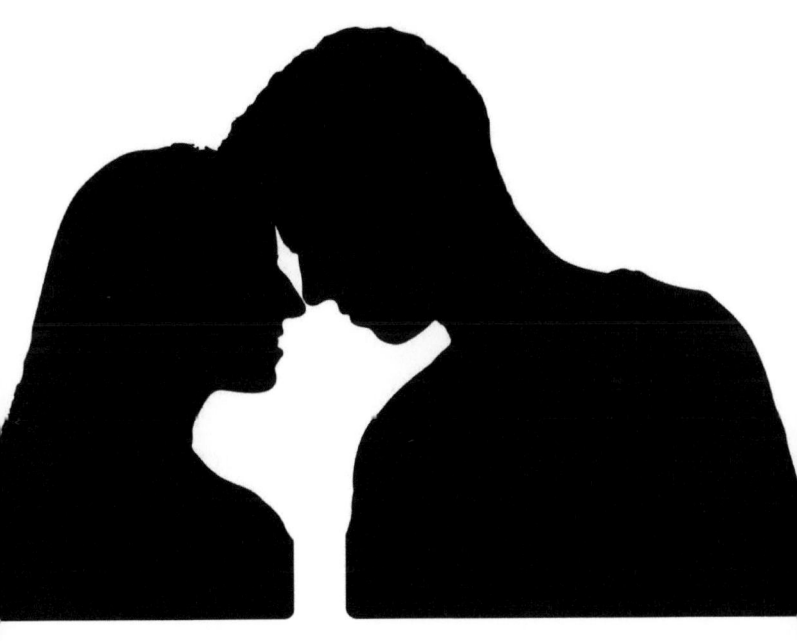

# 2. Ein Mann, ein Wort
# – eine Frau, ein
# Wörterbuch

Beziehungskunde ist keine Märchenstunde, doch manchmal helfen Märchen, auch wenn der Frosch nicht immer sogleich an die Wand geklatscht werden muss. Vielleicht ist es noch bekannt: „Von dem Fischer un syner Fru", ein plattdeutsches Märchen, das gar nicht so platt ist. Kurz gesagt geht es um Folgendes:

Ein Fischer ist mit seiner Fischerin arm aber glücklich, und durch einen geretteten Fisch (natürlich ein verwunschener Prinz) haben die beiden die Möglichkeit, sich etwas zu wünschen. Die Frau will immer mehr haben, dann auch mehr sein, zuletzt Gott, was dann aber dem (echten) Gott zuviel wurde, der der Wünscherei ein Ende bereitete – sie sind wieder arm, vielleicht nicht wunschlos, aber wieder glücklich. Diese Geschichte ist eigentlich eine Lehrgeschichte des Wortemachens: der Fischer ist wortkarg, die Frau redselig, zwischen beiden stimmt es nicht mehr. Sobald es darum geht, wie etwas sein könnte, sollte, müsste, dann wird die Zukunft von der Frau in den schillerndsten Farben ausgemalt.

Nun gibt es heute keine Fischersleute in armseligen Katen mehr, aber eines hat sich nicht geändert: Frauen reden mehr als Männer. Nicht schlechter, besser, einfach mehr. Das ist wissenschaftlich in Studien belegt, wenngleich auch die Gründe umstritten sind, was uns aber hier nicht interessieren muss. Wir müssen nur wissen, dass es so ist: pro Tag machen Frauen im Schnitt 30.000 Wörter, Männer 25.000. Hinzu kommt noch ein ganz besonders kritischer Konfliktbeschleuniger: Männer reden gerne mit Nachbarn und Kollegen, Frauen gerne mit ihrem Partner. Selbst wenn also in einer Beziehung beide Partner ein gleiches Redebedürfnis haben, kann es unterschiedlich ausgelebt werden.

Endgültig zur Katastrophe kommt es, wenn der Mann berufstätig ist, die Frau den Haushalt macht – wie übrigens auch heute noch in der Mehrzahl der langfristigen Beziehungen. Der Mann hat seinen geringen Bedarf an Worten schon mit Kollegen oder Kunden befriedigt, er kommt nach Hause mit der Sehnsucht nach Frieden und Stille. Die Frau, ganz im Gegenteil, hat sich beim Putzen und Wäschemachen genau überlegt, was sie ihrem Partner heute sagen möchte. Die beiden treffen aufeinander, die ungleichen Bedürfnisse krachen auf-einander – muss es so sein?

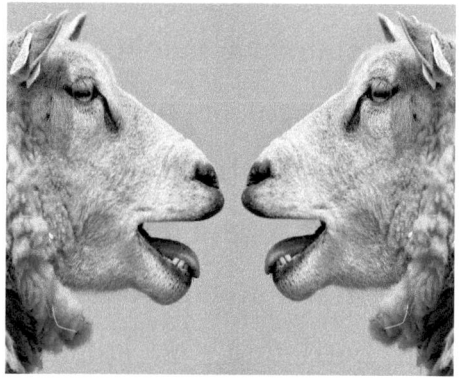

Nein, natürlich muss nichts so sein wie es ist. Mann und Frau sind durch-aus in der Lage, sich oder eben auch die Lage zu ändern, zu verändern. Schon allein das Wissen um die unterschiedlichen Gesprächsbedürfnisse hilft ungemein, sich auf den anderen einzustellen. Wenn der Mann weiß, dass die Frau gerne mit ihm redet, könnte er sich geschmeichelt fühlen, und gerade an dieser Eitelkeit können und sollten Frauen ansetzen: Gesprächs-opener wie „Ich möchte ein Geheimnis mit Dir teilen" oder „Mit Dir rede ich gerne, weil Du so..." wecken auch das Interesse des schweigsamsten Mannes, während Fragen wie „An was denkst Du?" selbst männliche Quasselstrippen zur

Verzweiflung, schlimmer, zum Verstummen bringen. Umgekehrt: jeder Mann sollte es schätzen, dass seine Frau überhaupt noch mit ihm spricht! Die letzte Untersuchung, die herausgefunden hat, dass Frauen leicht mehr als Männer sprechen hat ebenso herausgefunden, dass diejenigen Beziehungen, in denen ein Partner (egal welchen Geschlechts) sein Redebedürfnis nicht ausleben kann, acht bis zehn Prozent häufiger von Fremdgehen betroffen sind. Hier zeigt sich wieder einmal, wie aus einer kleinen Ursache (Redefaulheit) eine große Wirkung (Beziehungsabbruch) resultieren kann. Ein paar Worte mehr sollte einem Mann doch seine Beziehung wert sein? Ebenso: Ein paar Worte weniger sollten einer Frau doch ihre Beziehung wert sein.

Männer eitel – Frauen hysterisch

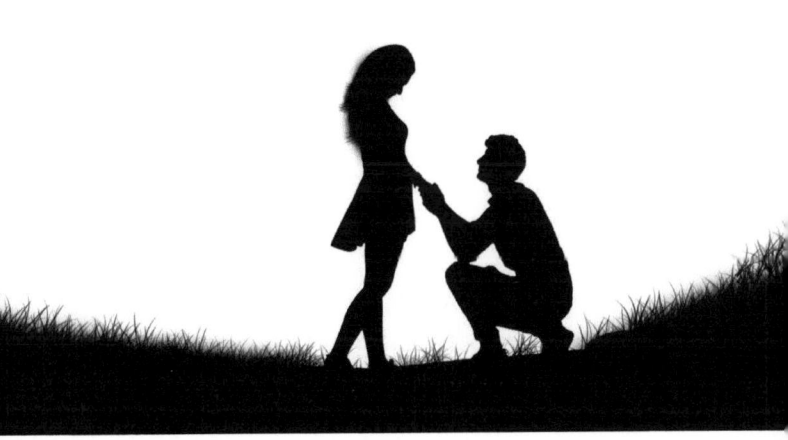

# 3. Im Hamsterrad der Beziehungsoptimierung

In dieses Hamsterrad geraten Männer wie Frauen. Bekannt und in Seminaren immer wieder durchgesprochen ist dieser Fall:

Ben ist erfolgreicher Unternehmer, seine Frau Britt ebenso erfolgreich, in einer australischen Bank im Filialsitz Toronto. Ben wünscht sich nichts sehnlicher als eine rundum gute Beziehung für Britt, und dafür macht er eine Menge: er veranstaltet Partys, er repariert ihren Oldtimer, er wird für sie zum Hobbygärtner, züchtet Rosen, baut ein Aquarium (sie liebt Fische), installiert eine vollautomatische Küche, richtet ihr zuliebe einen Weinkeller ein – kaum ein Wochenende, an dem nicht voller Eifer und Eitelkeit gewerkelt, gebastelt und für Britt etwas Neues herbeigezaubert wird. Die Beziehung wird immer anstrengender: desto mehr Ben vorlegt, desto unwohler fühlt sich Britt, die sich viele dieser Dinge gar nicht wünscht, sondern von Ben immer wieder überrascht wird, sich schuldig fühlt, da sie sich einem Druck ausgesetzt fühlt: einerseits fühlt sie Ben etwas für seine immer zahlreicher werdenden Aktivitäten und Umbaumaßnahmen zurück geben zu müssen, andererseits glaubt sie sich verpflichtet, Bedürfnisse vorzutäuschen, die Ben dann wieder mit neuem Schwung befriedigen kann. Kurz: die beiden werden immer unruhiger, unzufriedener, und während das Haus der beiden Jungunternehmer zu einer optischen Perle heranwächst, entfremden sich Ben und Britt, leben schließlich getrennt, lassen sich scheiden.

Was nun ist hier passiert? Es hätte doch alles so schön sein können! Doch wie wir wissen, ist manchmal weniger mehr, und vor allem hätte Ben mal einen Balken mehr ins Feuer werfen sollen. Wie bitte, was ist damit gemeint?

Verständlich wird der Fehler Bens und das dahinterliegende Beziehungsprinzip mit folgender Überlegung. Nehmen wir an, ein Liebespaar wie Ben und Britt leben in einer kleinen Holzhütte mit einem Kamin, der ihre gemeinsame Beziehung symbolisiert. In dieser Beziehung ist man gut aufgehoben, geschützt und versorgt. Doch es ist in der Hütte nicht so recht warm, man weiß auch nicht so recht, warum. Jetzt kann Ben in den Aktionsmodus schalten: Isolierband wird angebracht, der Kamin grundgereinigt, die Wände gedämmt, Türen ausgetauscht, ein Windfang angebracht und so weiter, und so weiter. Warm wird es in der Hütte kaum, und nur Ben kommt ins Schwitzen, da er sich immer mehr verausgabt.

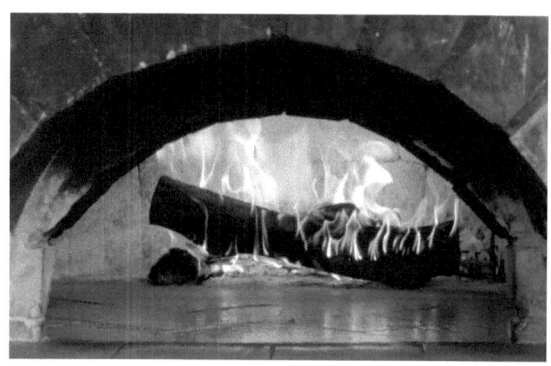

Es gibt aber noch eine ganz andere, viel näher liegende Möglichkeit: Ben nimmt einfach einen weiteren Holzscheit und bringt damit das Feuer im Kamin zum Lodern.

Es bringt wenig, im Äußeren optimale Umstände zu erarbeiten, die dann den Rahmen für eine optimale Beziehung hergeben sollen. Wir scheitern allein schon deshalb, weil wir meist gar nicht wissen, wie optimale äußere Umstände aussehen könnten.

Männer eitel – Frauen hysterisch

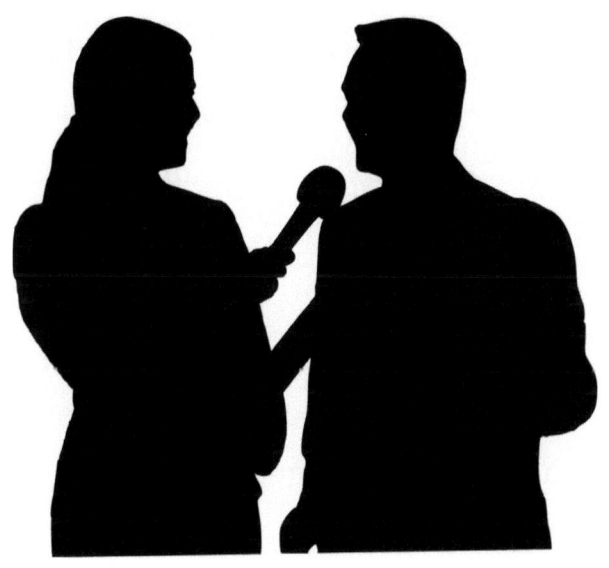

# 4. Die Frage aller Fragen

Eine Beziehung besteht aus einer unendlich langen Reihe von Sprüchen, und wenn es keine Sprüche mehr gibt, dann doch noch immer den einen einzigen, den gefährlichsten und schwierigsten aller möglichen Sprüche. In allen Sprachen der Welt und wohl schon seit vielen Jahrtausenden fragen Frauen „WAS DENKST DU"?

Nun, nüchtern betrachtet scheint es doch ein ganz harmloser Satz zu sein, erfreulich kurz und vielleicht eine kleine Einladung zu einer lockeren Plauderei? Und immerhin unterstellt die Frage ihrem Gegenüber, dass er überhaupt etwas denkt. Im allerschlimmsten Fall antwortet der Mann „nichts", wenn er tatsächlich an nichts gedacht hat, was wohl in viel mehr Situationen zutreffen mag, als man vermutet. Keine Frau möchte mit einem Mann zusammensein, der nichts denkt und so blöd ist, es auch noch zuzugeben. Die Wahrheit ist hier völlig fehl am Platze. Auch vielerlei Sachen, an die der angesprochene Mann möglicherweise denken mag, sollen auf keinen Fall erwähnt werden, vor allem nicht die Arbeit und schon gar nicht andere Frauen.

Eigentlich gibt es nur eine Antwort, die Frauen hören wollen: „An Dich". Wer diese beiden Zauberwörter ausspricht, hat gewonnen, denn auch wenn sich Frauen genau das wünschen, so rechnen sie doch in den wenigsten Fällen mit dieser Antwort.

Natürlich darf man nicht zu plump immer wieder diese Kurzantwort aussprechen, sondern etwas Kreativität ist gewünscht. Mann denkt an sie im letzten Urlaub, an ihre Stimme, Augen, Mund, Nase oder sonst was, wo der Mann weiß, dass sie nicht allzuviel Probleme mit diesem Körperteil hat.

Eine Untersuchung an der Stanford University hat in einer großangelegten Studie zwei Gruppen von Paaren gegenübergestellt, die mindestens schon sieben Jahre zusammen leben. Alle männlichen Teilnehmer hatten den Auftrag, über drei Monate den Satz „Was denkst Du?" zu zählen. Die erste Gruppe sollte nur zählen, doch in der zweiten Gruppe sollten die Männer noch etwas tun: immer wenn der Satz „Was denkst Du?" fiel, sollten sie vorbereitet über ein Erlebnis oder eine Eigenschaft der Partnerin berichten, an das angeblich gerade gedacht wurde. Alle Frauen sollten am Beginn und am Ende die Qualität ihrer Beziehung auf einer Skala von 1 (sehr schlecht) bis 10 (sehr gut) einschätzen. Beide Gruppen starteten im Durchschnitt mit einer „7". Die Frauen der ersten Gruppe schätzen nach den drei Monaten die Qualität ihrer Beziehung weiterhin mit „7" ein. In der Kontrollgruppe jedoch hatte sich der Wert auf „8,5" verbessert – allein dadurch, dass Frauen sich verstanden fühlten und mehr Gespräche stattfanden.

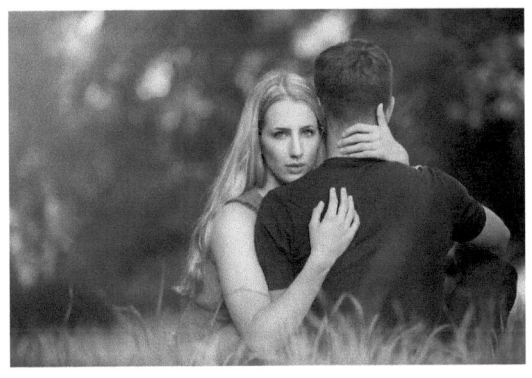

Ebenso wenig bekannt ist, dass auch Männer eine Standardfrage an Frauen haben. Vor allem in noch frischen Beziehungen dominiert sie, stirbt aber niemals ganz aus, solange die Beziehung noch nicht vollständig zum Erliegen gekommen ist. Auch diese Frage führt mehr zu Gereiztheit und

Unsicherheit, denn sie zielt auf etwas ganz anderes ab. „Was machen wir?" heißt nämlich keineswegs, dass es um „wir" geht, auch nicht um Sex, und genaugenommen ist es nicht einmal eine echte, offene Frage. Sie wird fast immer dann gestellt, wenn ein Mann wirklich nicht weiß, was er machen will (schlecht) oder dann, wenn er genau weiß, was er jetzt machen will (noch schlechter). Im ersten Fall sind Frauen entsetzt über die Langweile ihres Partners, im zweiten Fall verärgert, weil es keine Vorschläge, sondern Entscheidungen sind. Eine mögliche Lösung ist genauso überraschend wie gewagt: Sex. Mit dieser Antwort hat kaum einer der Männer gerechnet – wenn sie ehrlich gemeint ist, ist es die bestmögliche Antwort überhaupt. Andere kreative Antworten führen zu echter Diskussion und im besten Falle zu einer Entscheidung, die dem „WIR" wirklich gerecht wird: „Etwas, was uns beide verbindet", „Etwas Neues, was wir noch nie gemacht haben", „Etwas, was unsere Freunde neidisch macht" – und schon steigt die Lust auf das, was es sein könnte mit der Motivation, es auch anzugehen.

Auf einem amerikanischen Friedhof befindet sich der Grabstein von Mary und William Andersen. Auf diesem steht: „Vieles haben wir gemacht". Das Paar war 73 Jahre lang verheiratet.

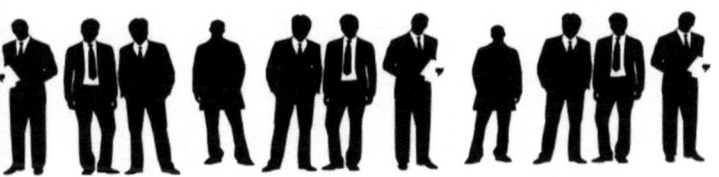

# 5. Bring den Müll raus

Eine kleine Gedankenübung: stellen Sie sich vor, Sie würden mehrere Jahre nicht den Müll aus ihrer Wohnung bringen. Die Frage nach einer glücklichen Partnerschaft hätte sich dann von selbst erledigt. In Beziehung auf unsere Ex-Beziehungen sind wir leider so gestrickt, dass wir aus dem Nachdenken, Erinnern, Romantisieren nicht herauskommen.

Wann eine neue Beziehung anfängt ist schwer zu sagen, aber irgendwie weiß und spürt man es. Schwieriger ist es manchmal festzustellen, wann eine Beziehung zu Ende ist, wirklich zu Ende ist. An den Tag des großen Knalls, an dem Hysterie und Eitelkeit förmlich explodierten, kann man sich ja meist noch eine Zeit lang erinnern, aber es geht hier nicht um das äußerliche Ende einer Beziehung mit all seinen Dramen, sondern den inneren Abschluss. Es gibt Menschen, die führen noch Jahre mit ihrem Ex-Partner Selbstgespräche, verlieren sich in romantische Tagträume oder googlen täglich, was die oder der „Ex" derzeit so macht, mit wem sie oder er jetzt zusammen sein könnte, ob neue Bilder im Netz stehen.

Folgende Geschichte ist aus einer großen amerikanischen Tageszeitung, sie hat sich in San Francisco zugetragen: Ed M. war Handelsvertreter, seit über dreißig Jahren führte er mit Peggy M. eine Ehe, die beide als gut empfanden; sie hatten drei Kinder, lebten in einem geräumigen Landhaus, machten zweimal im Jahr Urlaub – alles bestens. Zu keinem Zeitpunkt hatte Peggy das Gefühl, dass ihr Mann etwas vermissen könnte, Interesse an fremden Frauen haben könnte. Als Ed 2011 verstarb, kam durch die Steuerbehörde Unglaubliches ans Tageslicht: Ed hatte in zwei Bundesstaaten jeweils ein kleines Apartment erworben. In beiden lebten Frauen, mit denen er über vierzig Jahre eine Beziehung unterhielt. 2012 kamen die drei Frauen zusammen. Es stellte sich heraus, dass niemand von der Existenz der übrigen wusste, es nicht einmal ahnte. Die beiden Frauen in den Apartments waren Jugendbeziehungen, eine der Frauen hatte Ed während seines Studiums kennen gelernt, die andere war eine Kollegin seiner ersten Arbeitsstelle. Ed lebte über viele Jahre drei Beziehungen, aus welchen Motiven und mit welchen Gefühlen werden wir vermutlich nie erfahren, aber ein Teil männliche Eitelkeit wird wohl dabeigewesen sein. Eines wissen wir aber: Ed konnte sich nicht von seinen ehemaligen Beziehungen lösen.

Die Geschichte von Ed ist sicherlich ein Extremfall, meist bleibt es beim Erinnern, Grübeln, Googeln. Das ist jedoch mindestens genauso schädlich, sowohl für den, der seine ehemalige Beziehung nicht loslassen kann als auch für den neuen Partner, der letztlich zusammen mit vergangenen Phantompartnern leben muss.

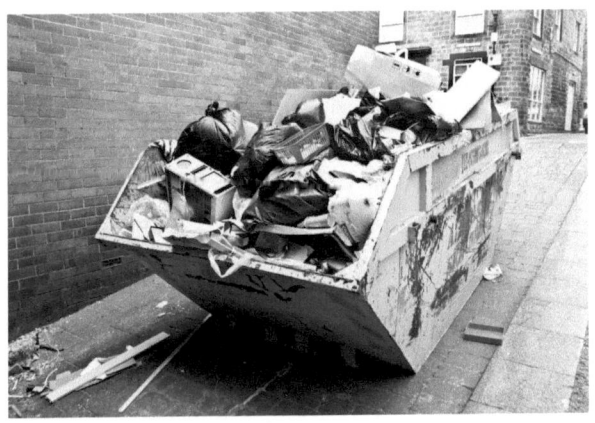

Bringen Sie den Müll ihrer Exbeziehungen raus, am besten in die Tonne, noch besser weit weg auf die Deponie. Sie werden befreit aufatmen, denn Sie haben sich befreit von der Vergangenheit und sind nun konzentriert und bereit für das Neue. Das ist ein ganz wichtiger Hinweis: sie bauen eine neue Beziehung zunächst mit einem Fundament. Machen Sie nicht den Konstruktionsfehler, das Fundament mit einer Exbeziehung krumm und nicht ehrlich zu legen – ansonsten wird Sie dieser Fehler über kurz oder lang einholen. Sie erwarten viel von ihrem Partner – zu Recht. Seien Sie daher ebenso fair und „unbelastet".

Statistische Untersuchungen zu diesem Thema besagen Folgendes: wenn einer der Partner sich noch nicht von seiner Exbeziehung gelöst hat, steigt das Risiko, dass die neue Beziehung scheitert um 25 Prozent. Wenn beide neuen Partner mit ihren alten Beziehungen noch nicht abgeschlossen haben, steigt die Wahrscheinlichkeit bereits um 50 Prozent. Wenn beide der Neupartner ohne Altlasten in die neue Beziehung einsteigen und die letzte ernsthafte Beziehung mindestens ein Jahr zurückliegt, haben Sie ein tragfähiges Fundament für eine wirklich belastbare, glückliche und bereichernde Partnerschaft.

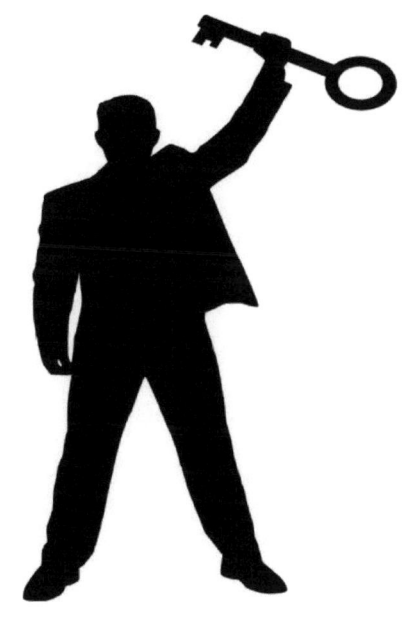

# 6. Probleme lösen? Nein!

Ein Ratgeber, der das Rat-geben in Frage stellt? Aber ja!

Matthias und Sophia sind nun schon neun Jahre ein Paar. Sie kennen sich inzwischen gut, und ihre Beziehung ist sogar mehr als gut – sie sind beide glücklich mit dem, was sie aneinander haben. Nur gelegentlich geraten sie aneinander:

Sophia: „In dem grauen Bademantel fühle ich mich nicht mehr wohl, irgendwie sehe ich da anders aus, irgendwie passt er nicht mehr zu mir".

Matthias: „Ja, du brauchst einen

neuen Bademantel, das wollte ich dir schon seit längerem sagen". Sophia: „Ich brauche doch keinen neuen Bademantel, darum geht es doch gar nicht, sondern darum, dass du nicht sagst, was du denkst".

Oder: Sophia und Matthias gehen schick Essen. Auf dem Weg schimmert eine rote Leuchtschrift über den Dächern der abendlichen Stadt. Sophia schmiegt sich an Matthias: „Du, ich wohne schon seit neun Jahren hier, aber in diesem Theater war ich noch nie". Matthias: „Das kann man ändern – ich habe neulich gesehen, dass sie etwas von Yasmina

Reza spielen – ich kann Karten besorgen, wenn du möchtest". Sophia seufzt: „Ich will da doch nicht hin…".

Oder: Matthias werkelt gerne im Garten, setzt gerade Rosen und Tulpen in ein Beet ein. Sophia meint dazu: „Also im letzten Jahr sind die Rosen schlecht durch den Winter gekommen. Bei den Tulpen war es ganz anders, vor allem die rotgelbe Mischung hat sich prächtig vermehrt. Meine Lieblingsblume, die kennst du ja, nicht? Malven brauchen Kalkboden, den haben wir hier nicht". Matthias schießt wie aus der Pistole, diesmal weiß er es: „Kalkdünger ist die Lösung! Wie es der Zufall will, hat mir Alfred bei unserem letzten Besuch erzählt, was er mit seinem Spezialdünger da für tolle Erfolge erzielt hat. Der hat noch etwas übrig. Schatz, was meinst Du, soll ich Dir was von dem Dünger mitbringen für Deine Malven? Sophia stöhnt: „Es geht mir doch nicht um die blöden Malven". Matthias ist ratlos, was hat er nur wieder gesagt?

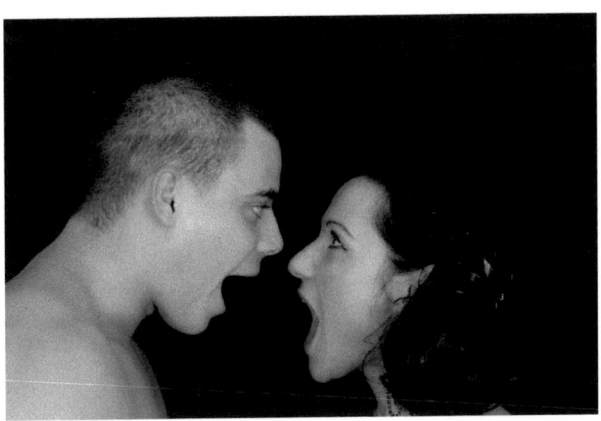

Sie haben (hoffentlich) schon begriffen: hier reden zwei aneinander vorbei. Was hier beschrieben ist, ist eine besondere Form des Mansplaining, nämlich Mansexplaining, also nicht „Man sex playing", sondern „Man explaning". Irrtümlich wird bei diesem Begriff davon ausgegangen, dass Männer mehr zu glauben wissen als Frauen – das ist Bullshit. Sie werden jetzt erfahren, was es mit dem Begriff wirklich auf sich hat:

Frauen wünschen sich emotionale Wärme, Beistand, Verstanden-Sein, Männer möchten helfen, fühlen sich zur Tat gerufen. Dabei versteht der

Mann sich als Problemlöser – fatal ist nur, dass gar kein „echtes" Problem da ist. Es geht gar nicht darum, dass der Mann über ein Thema zu reden beginnt, von dem er glaubt, mehr als die Frau zu wissen – denn dieses Phänomen, dass Frauen es eigentlich besser wissen, ist genauso verbreitet. Es geht darum, dass ein Mann lösungsorientiert herangeht, mitunter die gesamte Beziehung aus der Perspektive des Handwerkers sieht. Warum das Ganze? Instinktiv wittert er Probleme, um sich als nützlich zu erweisen, als jemand, der weiß, wo der Hammer hängt und wie man ihn einsetzt. Oder kurz: eine Gelegenheit, seine Eitelkeit zu befriedigen! Das Phänomen ist als Ausdruck der Eitelkeit des Mannes anzusehen und nicht als ein Mittel der Unterdrückung. Wenn ein Mann einer Frau etwas mansexplaint, dann tut er es, um sein fachliches und geistiges Können vorzuweisen, und nicht um die Frau zu erniedrigen.

Ebenso instinktiv fühlt die Frau, dass ihr ein Problem angedichtet wird, dass nicht existiert, das macht sie wahnsinnig hysterisch.

Was hilft: eine einfache Übung, die man immer mal wieder machen kann, die witzig ist und zu überraschenden Ergebnissen führen kann:

Der Mann nimmt sich vor, einen Tag keine Ratschläge zu geben. (Das gilt natürlich nicht, wenn man als Berufsberater oder Finanzberater tätig ist). Im privaten Bereich gilt: weder im Gespräch mit dem Nachbarn, weder am Telefon mit der Schwiegermutter und schon gar nicht beim gemeinsamen Abendessen werden irgendwelche problem-lösenden Ratschläge gegeben. Selbst wenn man direkt um Rat gefragt werden sollte, gilt dieses Verbot. Erlaubt ist, auszuweichen, seine momentane Ratlosigkeit einzugestehen oder schnell das Thema zu wechseln.

Für den Mann sicher eine harte Nuss, aber auch von der Frau wird einiges verlangt: die Übung besteht darin, nach echten Ratschlägen zu fragen. Es müssen also Angelegenheiten sein, in denen nicht bewusst oder unbewusst die Meinung vorherrscht, es doch besser zu wissen, also vielleicht nicht unbedingt Fragen zur Kindererziehung, zu Kochrezepten, zu Tampons oder ähnlichem. Fragen

Sie einfach, was Sie wirklich inter-
essiert, was Sie von Ihrem Partner
noch nicht wissen oder was sie schon
in der Schule nie verstanden haben.

Wenn Sie mögen, können Sie diese
Übung auch einmal gemeinsam an
einem festgelegten Tag durchspielen.
Oder sie weiten die Übung aus, auf
einen Monat, ein Jahr, ein Leben.

Männer eitel – Frauen hysterisch

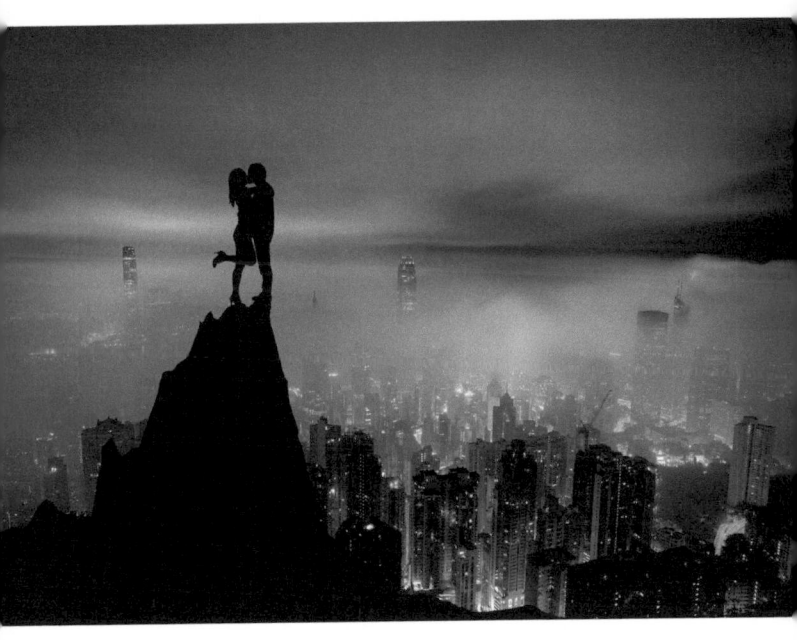

# 7. Tarzan & Jane

Sie müssen wissen, wo die Reise hingehen soll. Ohne dieses Wissen können Sie auch nicht ankommen. Dieser Rat widerspricht leider dem derzeitigen Zeitgeist, wo leichtfertig empfohlen wird, der Weg sei das Ziel, oder man solle sich einfach mal treiben lassen. Sie können es in ihrer Partnerschaft durchaus wild treiben, aber lassen Sie sich unter keinen Umständen einfach so unmotiviert umhertreiben.

Ihre Partnerschaft braucht eine Orientierung, eine Richtung, ein Leitbild, wie sie sein soll. Mit nichts geht das

besser als mit einem echten Traum-
paar – suchen Sie sich ein Vorbild aus
Literatur, Film oder meinetwegen
auch aus der Werbung. Es gibt eine
großartige Auswahl, die uns hier zur
Verfügung steht, aber wählen Sie
klug und intelligent aus. Sicher ist es
attraktiv, wie Leonardo DiCaprio und
Kate Winslet auf der Titanic durchs
Leben zu gleiten, aber möchten Sie
am Ende den Schiffbruch Ihrer
Beziehung erleiden? Romeo und Julia
sind für viele noch immer das größte
Liebespaar aller Zeiten, aber die Beziehung war doch etwas kurz, oder?
Christliche Paare denken vielleicht

eher an Adam und Eva, aber auch deren Geschichte geht nicht wirklich gut zu Ende, im Gegensatz zu der von Maria und Josef. Auch Orpheus und Eurydike, Kleopatra und Antonius oder Bonnie und Clyde eignen sich nicht so richtig für eine langfristige Liebesbeziehung.

Besser hält man sich an Paare, deren Liebe nicht mit einem Strohfeuer, sondern eher mit einer langlebigen Kerze vergleichbar ist. Micky Mouse und Minerva „Minnie" Maus mögen überraschen, aber immerhin hält deren Beziehung noch heute, ähnlich wie bei Homer und Marge Simpson.

In den vielen Heften oder Filmen erfahren Sie unzählige kleine hilfreiche Details, wie die beiden Helden immer wieder zueinander finden.

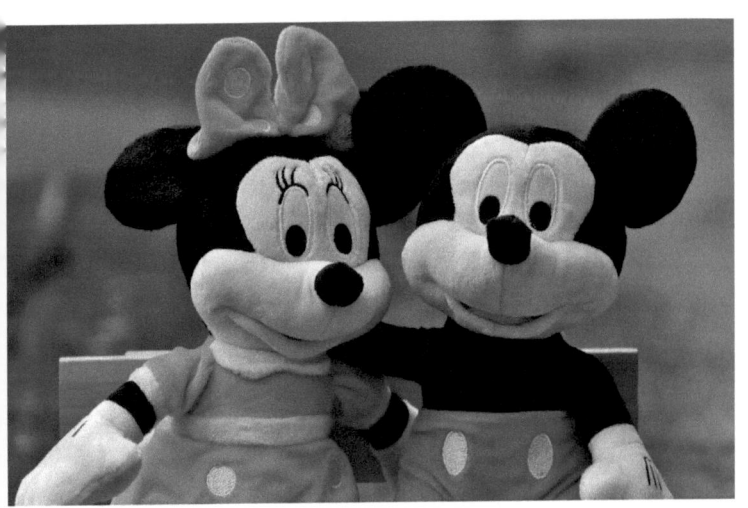

Die meisten erfolgreichen Langzeit-Liebes-und Ehepaare haben natürlich auch schwierige Phasen durch-gemacht, und gerade dies ist unbezahlbares Lern- und Lehr-material für Sie! Denken Sie einmal an Hillary und Bill Clinton, Elvis und Priscilla Presley oder Andre Agassi und Steffi Graf – war in deren Beziehungen immer eitel Sonnen-schein? Sicher ganz und gar nicht, aber ihre Liebe und ihr Interesse aneinander lebt immer neu auf, es ging miteinander weiter und weiter. Wir wollen ganz bewusst nicht näher auf diese und andere Liebespaare eingehen – das nämlich sollten Sie tun, gemeinsam mit Ihrem Partner oder Ihrer Partnerin. Schon bei der Suche nach einem passenden Paar werden Sie unendlich viel von- und übereinander lernen und erfahren, was bekanntlich ein wichtiger Grundstein jeder erfolgreichen (erfolgreich = lang und glücklich) Beziehung ist.

Männer eitel – Frauen hysterisch

# 8. From a distance...

Kennen Sie den Song „From a Distance" von Bette Midler? Es geht darin, dass aus einer großen Entfernung die Erde grün und blau schimmert, wunderschön, ohne Probleme wie Meeresvermüllung und Klimawandel, ohne Eitelkeit und Hysterie. Das ist natürlich eine Illusion, aber darum geht es hier auch gar nicht, sondern: Auf die Einstellung kommt es an!

Manchmal hilft schon eine kurze physische Trennung auf Zeit, eine Geschäftsreise, ein Kurzurlaub allein,

ein Kuraufenthalt: man kommt zu seinem Partner zurück, die Beziehung blüht auf! Laut einer Studie der Johns Hopkins University ist das immerhin bei 87 Prozent aller Beziehungen der Fall. Allerdings gilt dies im Schnitt nur für genau die identische Zeitspanne der Abwesenheit, also: für einen dreiwöchigen Seminarbesuch im Ausland verbessert sich eine Beziehung nach Rückkehr für etwa drei Wochen. Der Effekt ist nicht nachhaltig, denn die Veränderung wurde nur äußerlich, nicht innerlich vorgenommen.

Die innere Einstellung zu seiner Partnerschaft zu verändern ist etwas schwieriger, aber lohnenswert, allein schon deswegen, weil die Dauer der Nachhaltigkeit unbegrenzt ist.

Stellen Sie sich Ihren Freund oder Ihre Freundin in der Masse der Weltbevölkerung einmal vor: sind da seine oder Ihre Marotten und Macken wirklich noch so „untragbar", oder gehen sie auf in den Macken und Marotten der anderen? Ist es wirklich so tragisch, dass Ihr Partner das Auto nicht gewaschen hat, wenn Sie sich einmal vor Augen führen, wie viele Autounfälle es täglich gibt? Ist es wirklich ein Weltuntergang, dass Ihr Partner keine Lust zum Kochen hat, wenn Millionen Menschen hungern?

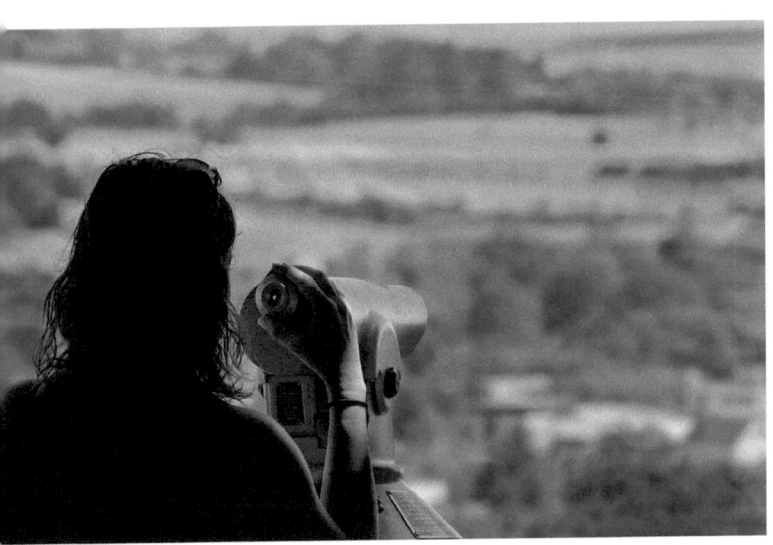

Sie dürfen einfach ihren Partner nicht durch das Mikroskop wie auf dem Seziertisch analysieren, sondern ihn großzügig durch ein Fernrohr – from a distance. Was sehen Sie da bei einem Mann? Eitelkeiten werden zu Nebensächlichkeit, zum belanglosen Accessoire. Was sehen Sie bei einer Frau? Wir sind überzeugt: aus einer gewissen Entfernung werden Sie die hysterischen Ausfälle nicht einmal mehr hören!

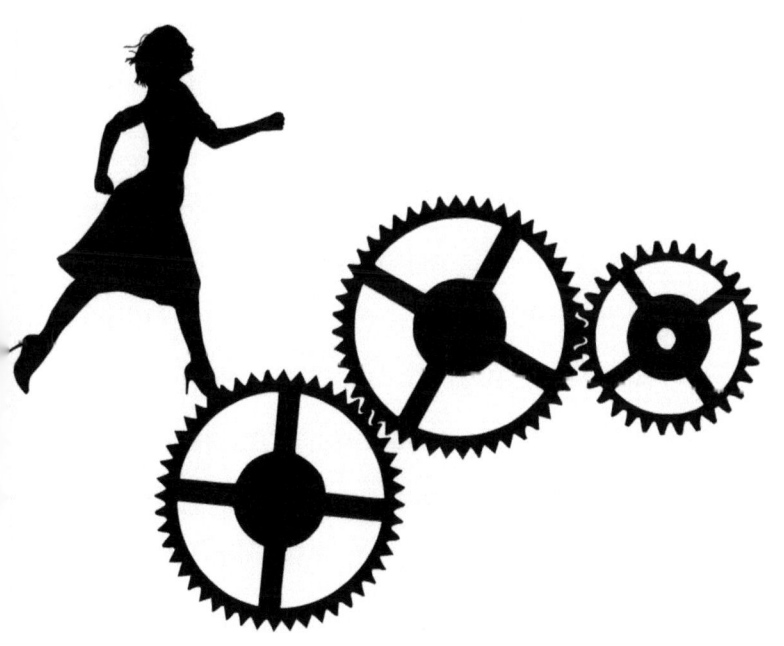

# 9. Zwei Prozent

Zwei Prozent sind nicht viel, man merkt sie manchmal gar nicht: fehlen für ein Abendessen im Wert von hundert Euro noch zwei Euro, so fällt eben das Trinkgeld geringer aus.

Oder man testet einmal selbst: schüttet man in ein Glas mit hundert Milliliter Fassungsvermögen 98 Milliliter Wasser und zwei Milliliter Apfelsaft, dann hat man nicht etwa Apfelsaft, sondern immer noch Wasser.

In Beziehungsangelegenheiten führt uns die Zwei-Prozent-Regel zu einem ganz wichtigen Punkt. Wir halten ihn für so wichtig, dass wir ihn das „Zwei-Prozent-Gesetz" genannt haben. Denn befolgt man das Gesetz, so lassen sich etwa 98 Prozent aller Probleme lösen.

Was ist damit jetzt gemeint? Tendenziell beschäftigen wir uns zu sehr mit dem, was wir nicht haben, was nicht gelingt, was besser sein könnte. Warum das so ist, spielt jetzt hier keine Rolle. Viel wichtiger er-scheint uns, dass Sie die Blick-richtung ändern auf das, was Sie haben, was gelungen ist, und was Sie noch erwarten dürfen.

Seien Sie realistisch und betrachten Sie auch Ihren Partner bzw. Ihre Partnerin realistisch. Große Veränderungen sind ohnehin illusorisch. Aus einem schweigsamen Menschen wird keine Oprah Winfrey und ein Sechzigjähriger ist am Ende etwas langsamer als Usain Bolt.

Schwarz sehen um in den Graubereich zu kommen ist angesagt. Wenn Sie hundert Kilo wiegen und Ihr Wunschgewicht ist 60 Kilo, dann haben Sie kein Gewichtsproblem, sondern ein Realitätsproblem. Schaffen Sie es auf 98 Prozent ist das ein echter Erfolg, kommen Sie auf 95

Prozent sind Sie besser als 9,99 Prozent der Weltbevölkerung.

Ihre Partnerin verdient Ihnen zu wenig oder zu viel Geld? Spricht zu viel? Zu wenig? Verbringt zu viel Zeit mit dem Lernen, dem Einkaufen oder mit dem Hund, den Sie am liebsten erschießen würden? Bullshit, tun Sie das bloß nicht. Wie Sie von sich selbst Realistisches erwarten sollten, tun Sie es bitte auch von andern. Ein kleines Drehen an den Stellschrauben des Beziehungsgefüges kann wahre Wunder wirken.

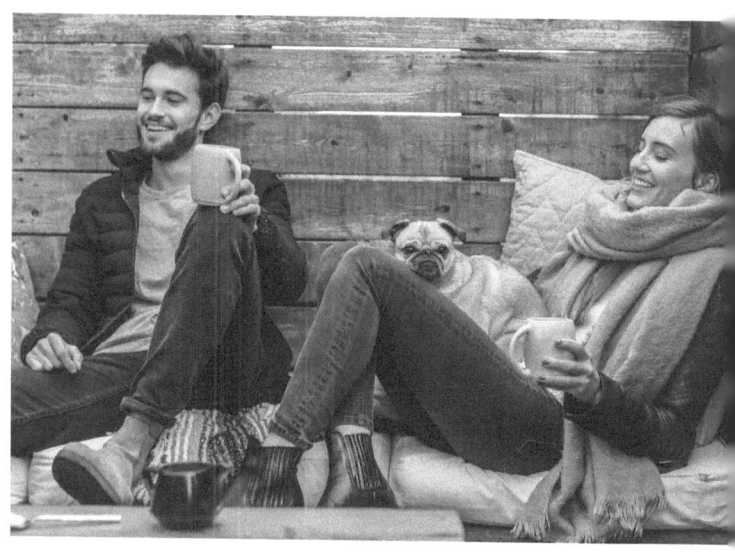

Ihnen werden zwei Prozent Veränderung nämlich wie zwanzig Prozent vorkommen. Warum, wes-halb?
Weil Ihr Partner oder Ihre Partnerin

diese zwei Prozent nur aus Liebe zu Ihnen geleistet hat. Und Veränderung aus Liebe kann man nicht hoch genug anerkennen. Wenn Sie also sehen, dass Ihnen Ihr Partner entgegen kommt, machen Sie es ebenso und treffen Sie sich in der gemeinsamen Mitte.

Männer eitel – Frauen hysterisch

# Männer eitel – Frauen hysterisch

## Impressum

Alle Abbildungen: Pixabay GmbH (VAT Reg.No.: DE322857686), München

Copyright © 2020 Gudrun-Verlag
Friedrichstraße 95
D-10117 Berlin
www.gudrun-verlag.de

3. Auflage
ISBN: 9783748139737

Cover design: Leni Waltersdorf,
S. Salvador
Layout: Leni Waltersdorf
Printed and bound: Bod, Norderstedt